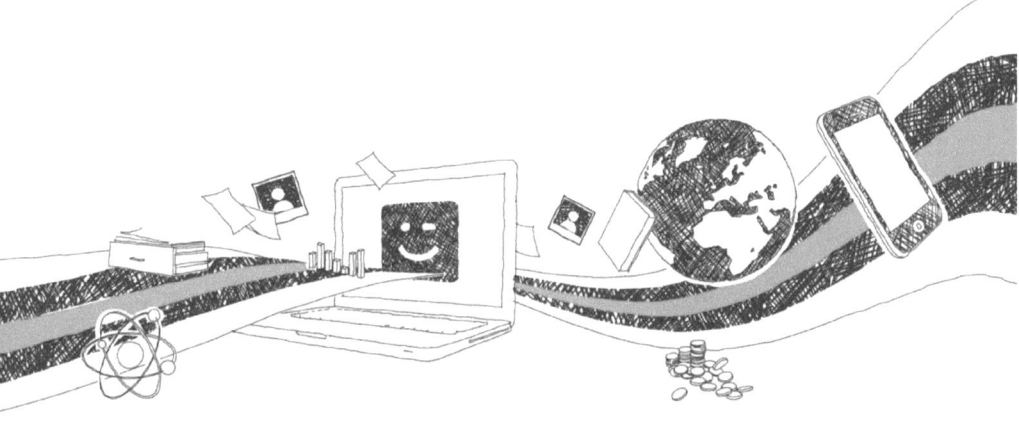
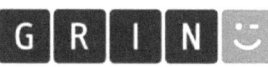

Bibliografische Information der Deutschen Nationalbibliothek:

Die Deutsche Bibliothek verzeichnet diese Publikation in der Deutschen National-
bibliografie; detaillierte bibliografische Daten sind im Internet über http://dnb.d-
nb.de/ abrufbar.

Impressum:

Copyright © 2015 GRIN Verlag
Druck und Bindung: Books on Demand GmbH, Norderstedt Germany
ISBN: 9783668187580

Dieses Buch bei GRIN:

https://www.grin.com/document/318589

Klaus Schrage

„Nächtliche Unruhe" bei Patienten mit Demenz. Ein Konzept für die therapeutische Lichtexposition zur Unterstützung der circadianen Rhythmik

GRIN Verlag

GRIN - Your knowledge has value

Der GRIN Verlag publiziert seit 1998 wissenschaftliche Arbeiten von Studenten, Hochschullehrern und anderen Akademikern als eBook und gedrucktes Buch. Die Verlagswebsite www.grin.com ist die ideale Plattform zur Veröffentlichung von Hausarbeiten, Abschlussarbeiten, wissenschaftlichen Aufsätzen, Dissertationen und Fachbüchern.

Besuchen Sie uns im Internet:

http://www.grin.com/

http://www.facebook.com/grincom

http://www.twitter.com/grin_com

Hamburger Fern-Hochschule

Health Care Studies

Hausarbeit zum Thema:

"Nächtliche Unruhe" bei Patienten mit Demenzerkrankung - Ein Konzept für die therapeutische Lichtexposition zu Unterstützung der circadianen Rhythmik in der X.-Klinik in Y.

Klaus Schrage

Die Hausarbeit ist bis zum 23.06.2015 einzureichen.

„Nächtliche Unruhe" bei Patienten mit Demenzerkrankung
**Ein Konzept für die therapeutische Lichtexposition
zur Unterstützung der circadianen Rhythmik
in der X.-Klinik in Y**

Inhaltsverzeichnis

1   „Nächtliche Unruhe" – ein pflegerisch relevantes Problem

Zum Krankheitsbild der Demenzerkrankung gehören Schlafstörungen, die nicht selten Anlass für Angehörige sind, demenzkranke Angehörige in eine Pflegeeinrichtung zu geben. „Nächtliche Unruhe" von Patienten mit Demenzerkrankung ist als pflegerisch relevantes Problem zu werten. Fast 40 %

aller Patienten im mittleren Stadium der Erkrankung leiden unter Schlafstörungen (vgl. KÖPFLI/INGLIN 2007: 1–4), welche die Symptome der Erkrankung verstärken können. Mit zunehmender Dämmerung werden diese Patienten unruhig, gehen aber häufig auch zu früh ins Bett, finden keinen tiefen Schlaf, schrecken nachts auf, irren desorientiert durch die Flure, manchmal heftig erregt, oder sind schon vor der allgemeinen Aufstehzeit hellwach: Sie – und meist auch ihr gesamtes Wohnumfeld – leiden an einer Störung des circadianen Rhythmus. Häufig gelingt es – auch unter Einsatz sedierender Psychopharmaka oder Schlaf induzierender Mittel – *nicht,* den ruhigen Nachtschlaf dieser Patienten wiederherzustellen. Durch das Verlassen des Betts zur Nachtzeit entstehen zudem gefährliche Sturzsituationen, weil die Patienten aufgrund von Desorientierung, Medikamenteneinfluss oder physischen Einschränkungen oft gangunsicher sind. Die Pflegesituation ist daher für Angehörige, für Mitpatienten auf den Stationen, für Pflegende und Ärzte keineswegs einfach.

Für das Pflegepersonal entstehen neben den nachts durchzuführenden Routineaufgaben zusätzliche Aufgabenfelder: Die umherirrenden Menschen müssen begleitet und oftmals beruhigt werden. Aufgrund des reduzierten Personalschlüssels zur Nachtzeit kann dies jedoch kaum ausreichend gewährleistet werden. In der Fachliteratur wird daher bereits seit Längerem gemahnt, dass mehr individuelle Zuwendung und ein erhöhter Zeitaufwand im Krankenhaus erforderlich seien, um die Qualität der Betreuung dieser Patienten zu sichern (vgl. KLOSTERMANN 2004: 841–844).

Im Rahmen meiner Tätigkeit als „Sitzwache" im Nachtdienst der X-Klinik, einer Klinik für Psychotherapie und Gerontopsychiatrie, konnte ich die „nächtliche Unruhe" von Patienten mit Demenzerkrankung regelmäßig beobachten. Immer wieder verließen einzelne Patienten unangekündigt ihr Bett und irrten in den Räumen umher. Bei meiner Ansprache beharrten sie konsequent darauf, dass es „doch Zeit sei, aufzustehen", „nach Hause zu fahren" und ähnliches.

Im Zentrum der geplanten Projektarbeit steht die Frage, *ob und in welcher Form besondere Lichtexpositionen geeignet sind, der „nächtlichen Unruhe" von Patienten vorzubeugen, die an Demenz erkrankt sind.* Es geht also um die

Frage, *wie Lichtexpositionen,* welche bereits für andere Indikationen erfolgreich in einer Studie in Wien angewendet wurden, *die circadiane Rhythmik von Demenz-Erkrankten positiv beeinflussen können und wie diese im Pflegealltag praktisch eingesetzt werden könnten.*

Im Hauptteil werden theoretische Grundlagen dargestellt, das Problem definiert und Lösungsansätze vorgestellt (in Anlehnung an PULVER/FREY 2013: 1006; SKJERVE/BJORVATN/HOLSTEN 2004: 343–347). Es werden zunächst in der Institution bereits angewendete Interventionen, etwa die medikamentöse Therapie (DEGRAM-Leitlinie Nr. 12 Demenz, 2008) sowie tagesstrukturierende und aktivierende Maßnahmen (DGPPN/DGN-S3-Leitlinie „Demenzen", 2009), dargestellt und kritisch reflektiert.

Ziel der Projektarbeit ist es, exemplarisch ein Konzept einer Lichtexposition für die konkrete Pflegesituation, also für die Station der Psychotherapie und Gerontopsychiatrie der X.-Klinik, zu entwickeln. Es sollen Beispiele vorgestellt werden, wie Lichtexposition im Klinikalltag technisch und praktisch umzusetzen und zu evaluieren ist.

2 Lösungsansätze

Schlafstörungen bei Demenzkranken stellen besondere Anforderungen an die medikamentöse Intervention. Medikamente wirken bei Demenzerkrankungen oft paradox. Beispielsweise wird statt einer beruhigenden Wirkung, eine anregende Wirkung erzeugt.

2.1 Medikamentöse Intervention

Hypnotika sind aufgrund ihrer Nebenwirkungen, z. B. Sturzgefahr und Einschränkungen der Kognition, nicht zu empfehlen. Nur Medikamente mit einer kurzen Wirkungszeit sind bessere Alternativen. So empfiehlt die *Deutsche Gesellschaft für Allgemeinmedizin und Familienmedizin* nur leicht sedierende (niedrigpotente) Neuroleptika oder Antidepressiva mit geringer anticholinerger Komponente in niedriger Dosierung einzusetzen (DEGAM-Leitlinie Nr. 12 Demenz, 2008).

2.2 Tagesstrukturierende und aktivierende Maßnahmen

Eine Alternative zur medikamentösen Intervention sind tagesstrukturierende und aktivierende Maßnahmen. In Studien wurde deren positive Wirkung auf die Schlafdauer belegt (CONNELL/SANFORT/LEWIS 2007: 194–209). Es wurde aber auch festgestellt, dass schon vermehrte Außenaktivitäten die Häufigkeit des Erwachens in der Nacht deutlich reduzieren. *Die Deutsche Gesellschaft für Psychiatrie, Psychotherapie und Nervenheilkunde/Deutsche Gesellschaft für Neurologie* empfiehlt in ihrer Leitlinie eine „angemessene strukturierte Aktivierung während des Tages" (DGPPN/DGN-S3-Leitlinie „Demenzen", 2009).

2.3 Das Forschungsprojekt St. Katharina in Wien 2011

Ein Forschungsprojekt in Wien zeigte 2011, dass Kommunikation, hauswirtschaftliche Aktivitäten sowie die Beteiligung an sozialen Aktivitäten bei dementen Bewohnern durch Lichtexposition *signifikant* verbessert wurden (vgl. SUST et al. 2012: 44). Die Autoren der Studie hielten fest, dass noch zu klären sei, ob Wirkungen bereits bei geringeren Expositionszeiten von Licht zu erreichen seien und wie sich diese auf den Schlaf auswirken. Eine erste Sichtung von Literatur legt nahe, dass bereits mit geringen Expositionszeiten, aber ausreichender Stärke, und speziell angepassten Lichtfrequenzen, eine positive Beeinflussung des circadianen Rhythmus erreichbar ist und sich positiv auf den Schlaf auswirkt (vgl. KIM/SONG 2003: 239–243; ferner AARTS 2009: 1959–1969; PULVER/FREY 2013: 1006). Von einer Autorin wird kritisch angemerkt, dass insbesondere die Lichttherapie einen positiven Einfluss auf die Schlafförderung hat. Dennoch würde von einer Einführung dieser Intervention in der Pflegepraxis noch abgeraten, weil in den verschiedenen Studien nicht immer die gleiche Lichtintensität verwendet wurde. Es müsse noch weiter geforscht werden, welche Lichtintensität die geeignetste ist (PULVER/FREY 2013: 1006).

3 Lichtexposition

Da Demenzen hauptsächlich bei älteren Menschen auftreten, sollten bei der Anwendung von Lichtexpositionen physiologischen Veränderungen des Auges besonders beachtet werden.

Bei fortschreitender Linsentrübung tritt auch gleichzeitig eine Vergilbung ein, die wie ein Filter wirkt. Dadurch wird blaues Licht schlechter absorbiert, welches die Ausschüttung des Schlafhormons Melatonin beeinflusst. Auch das circadiane System wird gestört, das durch die Blauanteile des Lichts in Rhythmus gehalten wird (VAN DE KRAATS/VAN NORREN 2007: 1842–1857). Die fehlende Rhythmik hat wiederum Auswirkungen auf die Antagonisten Serotonin und Melatonin sowie dem Suprachiasmatischen Nucleus (SCN), ein Areal im Gehirn, das als „Zentrum der Inneren Uhr" bezeichnet wird. In der Netzhaut (Retina) befindet sich neben den Zapfen für das Farbsehen und Stäbchen für das Dämmerungssehen noch ein dritter Lichtsensor, die sogenannten retinalen Ganglienzellen (ipRGCs). Sie haben eine direkte Verbindung zum SCN des Hypothalamus. Sie sind lichtempfindlich, dienen aber nicht dem Sehvorgang. Sie nehmen nur Helligkeitsunterschiede wahr und regulieren dadurch den circadianen Rhythmus. Die Wissenschaftler entdeckten in diesen nicht-visuellen Fotorezeptoren (ipRGCs) das lichtempfindliche Protein *Melanopsin* (LUCAS/PEIRSON 2014: 1– 9; ferner FGL 2015a: 15).

3.1   Theoretische Grundlagen der *Lichttherapie* in Abgrenzung zur *Lichtexposition für die Unterstützung der circadianen Rhythmik bei Demenz*

In weiteren Versuchen veränderten die oben genannten Wissenschaftler, durch Impfen von menschlichem *Melanopsin,* lichtunempfindliche Zellen von Mäusen, zu lichtempfindlichen Zellen. Bei daraufhin durchgeführten Lichtexpositionen, reagierten die Mäuse am empfindlichsten auf das blaue Licht des sichtbaren Spektrums (LUCAS/PEIRSON 2014: 1–9; FGL 2015a: 15).

Die ipRGCs wurden beim Menschen indirekt nachgewiesen, indem man die Versuchspersonen nachts für eineinhalb Stunden mit monochromatischem Licht unterschiedlicher Spektralbereiche bestrahlte und die Konzentration des

Melatonins (Schlafhormon) im Blut untersuchte. Dabei fand man heraus, dass Licht mit einer Wellenlänge von 480 Nanometer die Produktion von Melatonin zur Nachtzeit unterdrückt. Daraus folgerten sie, dass die ipRGCs den Suprachiasmatischen Nucleus mit Informationen über Lichtreize versorgen und dass gleichzeitig die Produktion von Melatonin am Tag verhindert wird. Die ipRGCs sind mit der Epiphyse, dem SCN und dem Hypothalamus verbunden (FGL 2015a: 17). Die Müdigkeit am Abend tritt ein, wenn die Epiphyse Melatonin ausschüttet. Das Erwachen des Menschen entsteht durch Absinken des Melatoninspiegels und der gleichzeitigen Hemmung der Produktion von Melatonin durch das aufkommende Tageslicht (ebd.). Um diese Erkenntnisse therapeutisch nutzen zu können, muss – im Gegensatz zur Lichttherapie, die z. B. bei der saisonal abhängigen Depression Anwendung findet, und hohe Lichtstärken (min. 2.000 Lux) verwendet – das Licht großflächig mit geringeren Lichtstärken zwischen 500 und 1.500 Lux aus dem oberen Halbraum ins Auge fallen. Damit ist gewährleistet, dass die besonders empfindlichen ipRGCs im unteren und nasalen Bereich innerviert werden (FGL 2015: 19). Dabei ist die Farbtemperatur sehr entscheidend. Man fand heraus, dass sie tagsüber möglichst dem natürlichen Licht mit hohen Blauanteilen ähneln sollte. In den Abendstunden und in der Nacht und am frühen Morgen ist dagegen biologisch nur gering wirksames Licht sinnvoll, um den Anstieg des Schlafhormons Melatonin nicht zu beeinflussen. So könnte man am Morgen mit kühlweißem Lichtfarben und hohen Beleuchtungsstärken Patienten aktivieren und das Licht zum Abend hin dynamisch mit warmen Lichtfarben und reduzierter Helligkeit gestalten, um beruhigende Wirkungen zu erzielen (FGL 2015a: 19). Einige Autoren stellen fest, dass bisher keine Studien genügende Evidenz erbrachten, um die Wirkung und Stärke der Lichttherapie bei Menschen mit Demenz beurteilen zu können (vgl. KREUTZNER/RADZEY/STRIFFLER 2010: 47). Unbestritten sei aber, dass Licht ein wichtiger Impulsgeber für den circadianen Rhythmus sei und die Regulierung der Melatonin-Ausschüttung steuere (ebd.). Sie stellen die ausschließliche Fokussierung auf die Beleuchtungsstärke in Frage, da mittlerweile nachgewiesen ist, dass die Farbtemperatur bzw. Lichtfarbe einen wesentlichen Einfluss auf die Wirksamkeit des Lichts hat. In den genannten Studien sei die Farbtemperatur noch nicht explizit berücksichtigt worden (KREUTZNER/RADZEY/STRIFFLER 2010: 49). Meines Erachtens sollte zwischen der *Lichttherapie* und der *therapeutischen Lichtexposition zur Unterstützung des circadianen Rhythmus* begrifflich noch deutlicher unterschieden werden. Während die Lichttherapie (die evtl. auch über die Haut wirkt) möglicherweise relativ hohe Lux-Zahlen erforderlich sind, kann die Wirkung der *therapeutischen Lichtexposition zur Unterstützung des circadianen Rhythmus* möglicherweise bereits mit relativ wenig Aufwand erreicht werden. Die in Kap. 2.3 erwähnten Studien beziehen sich auf eine *Lichttherapie,* die auch über die Haut wirkt, nicht auf die *Unterstützung des circadianen Rhythmus.* Deshalb kann man auch nicht deren Ergebnisse auf die mögliche Anwendung einer *therapeutischen Lichtexposition zur Unterstützung des circadianen Rhythmus* übertragen. Grundsätzlich sollte eine Lichtexposition therapeutisch so gering wie nötig gehalten werden, um den natürlichen Tag-Nacht-Rhythmus des Organismus und die natürliche Lichtexposition (z. B. während Spaziergängen, in Wintergärten und auf der Veranda) zu *unterstützen.* Es soll ja nicht ersetzt werden.

3.2   Therapeutische Lichtexposition und Pflege

In der Studie aus Wien (vgl. SUST et al. 2012: 44) werden bereits wichtige Aspekte für die Pflege genannt: Im Fazit heißt es, „die Integration des Pflegepersonals sollte nicht nur eine systematische Information über Lichtwirkungen beinhalten, sondern auch Kenntnis über ihre Nutzung vertiefen, um zu einer Stabilisierung/Verstärkung positiver Effekte beizutragen." (SUST et al. 2012: 44). Daraus resultieren eine regelmäßige Schulung des Pflegepersonals und die konsequente praktische Umsetzung dieser Informationen. Das Pflegepersonal hat beispielsweise dafür zu sorgen, dass die Beleuchtungsanlage sachgerecht in Betrieb genommen wird.

3.3   Adaption an räumliche, technische und personelle Gegebenheiten

Die Z-Station der X-Klinik hat einen Tagesraum, eine Patientenküche, zwei Multifunktionsräume, fünf Zweibettzimmer, drei Einzelbettzimmer, einen „Snoozle-Raum", ein Dienstzimmer und Lager- bzw. Pflegearbeitsräume. Da der Flur an den Zimmern vorbei führt und hauptsächlich durch den Tagesraum auf der gegenüberliegenden Seite abgegrenzt wird, ist er sehr dunkel. Die übrigen Räume sind mit großen Fenstern ausgestattet.

Auf der Z-Station der X.-Klinik werden hauptsächlich Menschen mit fortgeschrittener Demenz behandelt. Es ist in den Wintermonaten kaum möglich, dass sich Patienten lange genug im Freien aufhalten, um genügend Tageslicht zu erhalten. Patienten mit fortgeschrittener Demenz sind auch schwer dazu zu bringen, längere Zeit allein vor einer Licht-Box mit circadian wirksamem Licht zu sitzen. Eine Begleitung durch Pflegepersonal ist im Pflegealltag aus Kostengründen und Zeitknappheit kaum zu leisten. Es besteht daher nur die Möglichkeit, durch eine entsprechend ausgelegte künstliche Beleuchtung den Patienten ausreichend Licht mit nicht-visueller Wirkungen zukommen zu lassen. Wird diese als Allgemeinbeleuchtung im Tagesraum, in den Multifunktionsräumen und dem Flur installiert, werden sämtliche Patienten dem Licht exponiert. Dies hätte den Vorteil, dass der sich aufgrund seiner Unruhe in ständiger Bewegung befindende demente Mensch ausreichend Licht erhält. Ein weiterer Vorteil wäre, dass der Patient wegen der verringerten Anpassungsfähigkeit der Augen keine großen Helligkeitsunterschiede überwinden müsste.

4 Entwicklung eines Konzepts für die Lichtexposition zur Unterstützung der circadianen Rhythmik in der X-Klinik in Z

Im Folgenden soll ein Konzept für die therapeutische Lichtexposition entwickelt werden, das sowohl die technische Seite als auch die organisatorischen und pflegerischen Aspekte in der X-Klinik berücksichtigt.

4.1   Technische Umsetzung

Die Ausführungen zur technischen Umsetzung des Konzeptes im Anhang wurden von Herrn C. von der Firma *TRILUX® GmbH & CO KG erstellt.*

Um die circadiane Rhythmik optimal zu unterstützen, ist eine Anpassung der Lichtfarbe und Beleuchtungsstärke zur richtigen Zeit erforderlich. Morgens kann eine aktivierende Beleuchtung mit blauem, kurzwelligem Anteil kühlweißen Lichts mit einer Farbtemperatur ab 6.000 Kelvin erfolgen. Abends können Lichtfarben unter 3.300 Kelvin ohne oder mit nur geringen Blauanteilen eingesetzt werden (FGL 2015a: 47). Für die melanopische Wirkung ist außerdem die Lichtrichtung entscheidend (s. Kap. 3.1). „Planungsempfehlungen gibt hier erstmals die DIN SPEC 67.600 vom April 2013, die aktuelle Forschungsergebnisse und erfolgreich getestete Anwendungen berücksichtigt." (FGL 2015a: 28). Eine Steuerung der verschiedenen Licht-Szenarien kann elektronisch erfolgen und als Beleuchtungskörper LED-Technik verwendet werden (FGL 2015b: 26).

4.1.1 Positionierung und Eigenschaften der Beleuchtungskörper

Am Tag soll eine hohe circadian wirksame Beleuchtung über flächiges Licht die Patienten aktivieren. Auf Augenhöhe (1,20 m für sitzende/1,60 m für stehende Personen) sollte eine mittlere Beleuchtungsstärke von mindestens 200 lx zylindrisch vorhanden sein. Wie bereits zu Beginn des Kap. 3 erläutert wurde, tritt bei alten Menschen eine fortschreitende Trübung und Vergilbung der Augenlinsen ein. Demnach sollten bei älteren Menschen höhere Lichtstärken (ca. 500 lx) verwendet werden. Die Umrechnung zylindrischer *(Ez)* zu horizontaler *(E)* Beleuchtungsstärke beträgt: $E \sim 3 * Ez$. Im *Flur 1* und *Tagesraum (Aufenthalt)* soll die höchste Aktivierung stattfinden. *Flur 2* führt zu einem Aufenthaltsbereich *(Multifunktionsraum 2)*, der jedoch nur in Begleitung zu erreichen ist.

Die mittlere Beleuchtungsstärke für den Bereich „*GFA*" *Flur und Aufenthalt* beträgt in der Nacht 86 lx und am Tag 290 lx. Die mittlere Beleuchtungsstärke für den Bereich „*TF*" *Flur* beträgt nachts 146 lx und am Tag 707 lx. LED − Downlights für Flur und Tagesraum haben eine symmetrisch eng strahlende Lichtstärkeverteilung. Die Lichtfarbe kann mittels einer separaten Steuerung eingestellt werden, d. h. sie kann der circadianen Rhythmik des Patienten angepasst werden (siehe Anhang Abb. 23.1).

Für den Flur und den Tagesraum werden Leuchtendeckenblätter verwendet. Das Licht ist direkt strahlend mit einer vollkommen harmonischen Lichtwirkung durch gleichmäßig ausgeleuchteten Lichtaustritt. Die Ansteuerung von LED - Gruppen unterschiedlicher Lichtfarbe ist getrennt ausführbar. Im *Circadianen Betriebsmodus* sind Lichtfarben von *warm Weiß* bis *Tageslichtweiß* möglich (siehe Anhang Abb. 24.1). Im Flur und Tagesraum werden außerdem kompakte LED–Downlights mit Aktiv-LED-System zur Steuerung der Lichtfarbe eingesetzt (siehe Anhang Abb. 25.1).

Weitere technische Details und die Positionierung der Beleuchtungskörper werden im Anhang (Abb. 23.1; 24.1; 25.1) in Form von Graphiken und Computeranimationen erklärt.

4.1.2   Lichtszenarien

Wie bereits oben in Kap. 4.1 erläutert wurde, werden für Tag und Nacht unterschiedliche Lichtszenarien verwendet. Diese werden über ein elektronisches Betriebsgerät (ETDD) gesteuert und sind digital dimmbar.

Weitere Details zu den Lichtszenarien und einen ersten optischen Eindruck vermitteln die Abbildungen bzw. Ray-*Trace*-Vorschauen ab 33.1 im Anhang.

4.2   Pflegerische Umsetzung

Neben den in Kap. 3.2 bereits genannten Aufgaben (Schulung des Pflegepersonals, Information der Beteiligten etc.) ist sicherlich entscheidend, die Auswirkungen der circadian wirksamen Lichtgestaltung auf das Schlafverhalten der Patienten zu dokumentieren. Eine praktische Methode zur Dokumentation wird in einem Fachartikel über eine Evaluationsstudie der *Erich-und-Liselotte-Gradmann-Stiftung* beschrieben: Man entwickelte einen Beobachtungsbogen, in den die diensthabenden Nachtwachen über mehrere Wochen bei ihren je-

weils drei nächtlichen Runden für jede bzw. jeden der Bewohner(innen) ein-
trugen, ob diese schliefen, wach und ruhig oder wach und unruhig waren. Außerdem wurden Besonderheiten notiert, z. B. ob jemand versuchte sich auszu-
ziehen, das Zimmer zu verlassen, etc. (MOLLENKOPF/HEEG 2010: 54).

4.3   Organisatorische Umsetzung

Die organisatorische Umsetzung erfordert zunächst Schulungen der Mitarbei-
ter. In diesen soll die therapeutische Wirkungsweise der Lichtexposition erläutert werden, ebenso sollen sich die Beteiligten mit dem Umgang der Lichtan-
lage vertraut machen können. Zudem ist es wichtig, dass Patienten und
Angehörige über die Anwendungen und deren Vorzüge informiert werden.

4.4   Anschaffungskosten

Die Anschaffungskosten für den *TRILUX AthenikLPAct C 05 HR22 900 ETDD*
LED–Downlight betragen ca. 400,- € pro Stück.

Die LED–Halbeinbauleuchte *TRILUX BelvisoAct C2 625 CDP LED 4330 (circadian) ETDD* kostet ca. 1160,- € pro Stück.

Das kompakte LED–Downlight *TRILUX ImperiaLPAct C05 HR22 900 01
ETDD* kostet ca. 436,- € pro Stück.

Die angegebenen Preise sind unverbindliche Preisempfehlungen und ohne
Mehrwertsteuer.

In den genannten Anschaffungskosten sind die Preise für die bereits in Kapt.
4.1.2 genannten elektronischen Betriebsgeräte (ETDD) bereits enthalten.
Durch den Betrieb der Anlage entstehen weitere Kosten, welche sich aber aufgrund der energieeffizienten LED –Technik im Laufe der Jahre auf ähnlichem
Niveau befinden, wie beim Betrieb der alten Anlage. Man muss dabei berück-
sichtigen, dass beim circadianen Licht höhere Lichtstärken eingesetzt werden.

Weitere Kosten entstehen durch regelmäßige Wartungen der Anlage durch Fachhandwerker, Installationskosten und Demontage/Entsorgung der bereits vorhandenen alten Anlage.

5 Fazit

„Nächtliche Unruhe" bei Patienten mit Demenzerkrankung ist nach den bisherigen Betrachtungen als ein komplexes pflegerisch relevantes Problem zu bewerten.

Bei meinen Beobachtungen bezüglich der „nächtlichen Unruhe" schien diese reduzierter vorzukommen, wenn Patienten tagsüber spazieren gingen oder sich im freien auf der Terrasse aufhielten. Bei Patienten, die eine starke Störung des Tag-Nachtrhythmus aufwiesen, war eine zunehmende körperliche Erschöpfung zu beobachten. Ein regelrechter Teufelskreis von Verlust der Konzentrationsfähigkeit und anderer Ressourcen, die wiederum eine Teilnahme an Aktivitäten in der Gruppe unmöglich machten, führte zu Passivität und Schläfrigkeit. Daraus resultierte, dass die Patienten am Abend nicht müde genug waren, einzuschlafen oder durch zu schlafen. Diese Beobachtung spricht für den Einsatz einer den circadianen Rhythmus des Patienten unterstützenden Lichtexposition. Besonders in der Winterzeit reichen die natürlichen Lichtexpositionen nicht aus, weil die Patienten auf der Station verweilen und es draußen meistens dunkel bleibt.

Zurzeit existieren noch keine evidenzbasierten Empfehlungen, um die Wirkung und Stärke der Lichttherapie bei Menschen mit Demenz sicher beurteilen zu können.

Zwar hat Licht, wie die oben bereits angeführten Studien zeigen, zweifelsfrei einen Einfluss auf den menschlichen Organismus, doch sind die Vorgänge komplex und nicht nur auf Einzelfaktoren zu beschränken. Als bewiesen kann jedoch gelten, dass Licht ein wichtiger Einflussfaktor für den circadianen Rhythmus und die Regulierung der Melatonin-Ausschüttung ist. Einige Autoren machen auch für das Fehlen signifikanter Effekte von Lichttherapie die Heterogenität unterschiedlicher Studiendesigns verantwortlich. Die Studien befassten sich oft nur mit der Lichtstärke und Expositionsdauer, obwohl mittlerweile nachgewiesen ist (s. Kap. 3.1), dass Farbtemperatur und Expositionszeitpunkt einen wesentlichen Einfluss auf die Schlafrhythmik haben.

Ein besonderer Vorteil kann in der möglichen Reduzierung von Benzodiazepinen und Psychopharmaka gesehen werden. Die Verbesserung des Schlafes bewirkt unmittelbar, dass weniger Arzneimittel zur Reduzierung nächtlicher Unruhe eingesetzt werden müssen. Mittelbar werden so, wegen der weniger umherirrender Patienten, in der Nachtzeit Stürze reduziert. Die therapeutische Lichtexposition kann insofern auch als Teil der Sturzprophylaxe eingesetzt werden.

Ein weiterer wesentlicher Faktor ist die positive Aktivierung von Patienten und Personal durch eine Lichtexposition im Stil eines „Tageslichtszenarios".

In dem hier vorgestellten Konzept kommt modernste äußerst energieeffiziente LED−Technik zum Einsatz, deren Vorteil u. a. ist, bei geringer Beleuchtungsstärke sehr hell und auch in verschiedenen Lichtfarben wirksam zu sein. Die relativ hohen Anschaffungskosten werden durch die zahlreichen Vorteile einer LED−Beleuchtung kompensiert.

Insgesamt erscheinen die oben genannten Vorteile überzeugend, ein solches Konzept in den klinischen Alltag zu integrieren, zumal weitere wissenschaftliche Erkenntnisse für eine Evidenz basierte Pflege gewonnen werden können.

6 Quellenverzeichnis

AARTS, M.P.J.; HOOF, J.; SCHOUTENS, A. M. C. (2009): High color temperature lighting for institutionalised older people with dementia. In: *Building and Enviroment: the international Journal of Building Science and its Application,* Bd. 44, H. 9, S. 1959–1969

DEGAM *Deutsche Gesellschaft für Allgemeinmedizin und Familienmedizin* (2008): DEGAM-Leitlinie Nr. 12: Demenz [Langfassung]. URL:

http://www.degam.de/files/Inhalte/Leitlinien-Inhalte/Dokumente/DE-
GAM-S3-Leitlinien/LL-12_Langfassung_TJ_03_korr_01.pdf
[12.03.2015], Düsseldorf: omikron, 160 S.

DGPPN/DGN *Deutsche Gesellschaft für Psychiatrie, Psychotherapie und
Nervenheilkunde/Deutsche Gesellschaft für Neurologie* (2009): S3-
Leitlinie Demenz [Kurzfassung]. URL: https://www.dgppn.de/filead-
min/user_upload/_medien/download/pdf/kurzversion-leitlinien/s3-
leitlinie-demenz-kf.pdf [12.03.2015], Bonn, 63 S.

FGL– Fördergemeinschaft Gutes Licht – eine Brancheninitiative des ZVEI
e.V. (2015a): licht.wissen 19, Wirkung des Lichts auf den Menschen.
URL: http://www.licht.de/fileadmin/Publikationen_Down-
loads/1403_lw19_Wirkung_auf_Mensch_web.pdf, 56 S.

FGL– Fördergemeinschaft Gutes Licht – eine Brancheninitiative des ZVEI
e.V. (2015b): licht.wissen 20, Nachhaltige Beleuchtung. URL:
http://www.licht.de/fileadmin/Publikation_Down-
loads/1403_lw20_Nachhaltigkeit_web.pdf, 40 S.

KIM, S.; SONG, H. H.; YOO, S.J. (2003): The Effect of Bright Light on Sleep
and Behavior in Dementia: An Analytic Review. In: *Geriatric
Nursing* 24, 239–243

KLOSTERMANN, J (2004): Zuwendung braucht Kompetenz und Zeit. Pflege
von Menschen mit Demenz im Krankenhaus. In: *Pflegezeitschrift,
Fachzeitschrift für stationäre und ambulante Pflege* 57 (12), S. 841–
843

KREUTNER, GABRIELE; RADZEY, BEATE; STRIFFLER, CHRISTINE (2010): Ein
Lerngespräch: Welche therapeutischen Effekte hat Licht auf Menschen mit Demenz.S.33–51. In: DeSS orientiert, Demenz Support
Stuttgart, Licht und Demenz, Hrsg. Demenz Support Stuttgart GmbH-
Zentrum für Informationstransfer, Ausgabe 1/10. URL:
http.//www.demenzsupport.de/Repository/dressjour-
nal_1_2010_korr_Licht.pdf. [09.04.2015], 67 S.

LUCAS, R.J., S.N. PEIRSON, ET AL., Measuring and using light in melanopsin age, Trends Neurosci, 2014,37(1):1–9

MOLLENKOPF; HEIDRUN; HEEG, SIBILLE, Gute Praxis: Hüfingen, Therapeutisch wirksames Licht im Pflegeheim. S.52–57. In: DeSS orientiert, Demenz Support Stuttgart, Licht und Demenz, Hrsg. Demenz Support Stuttgart GmbH-Zentrum für Informationstransfer, Ausgabe 1/10. URL: http.//www.demenzsupport.de/Repository/dressjournal_1_2010_korr_Licht.pdf [09.04.2015], 67 S.

PULVER, K. FREY, S. (2013): Wie den Schlaf fördern? Demenz im Pflegeheim. In: *Die Schwester Der Pfleger* 10/2013, S. 1006

Schweizerische Alzheimervereinigung (Hrsg.) [Mitarbeit: KÖPFLI, A.; INGLIN, D.] (2012): Wenn der Schlaf gestört ist. URL: http://www.alzbb.ch/pdf/Wenn_der_Schlaf_gestoert_ist.pdf [12.03.2015], Yverdon-les-Bains, 2. Aufl., 4 S.

SKJERVE; A.; BJORVATN, B.; HOLSTEN, F. (2004): Improvement in behavioral systems and advance of activity acrophase after short-term bright light treatment in severe dementia. In: *Psychiatry and clinica neurosciences*, Bd. 58, H. 4, S. 343–347

SUST, A.; DEHOFF, P.; LANG, D.; LORENZ, D. (2012): *Zumtobel Research.* Verbesserte Lebensqualität für demente Bewohner: Das Forschungsprojekt St. Katharina in Wien. URL: http://www.zumtobel.com/PDB/teaser/DE/Study_Health_and_Care_StKatharina.pdf [12.03.2015], 50 S.

VAN DE KRAATS, J.; VAN NORREN, D. (2007): Optical density of the aging human ocular media in the visible and the UV. In: Journal of the *Optical Society of America*. A, Optics, image science, and vision 24(7), 1842–1857

TRILUX AthenikLPAct C05 HR22 900 01 ETDD / Leuchtendatenblatt

Lichtaustritt 1

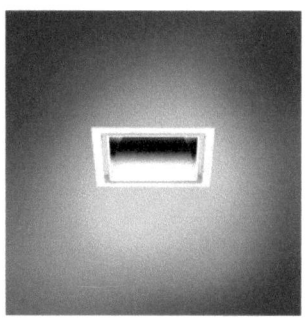

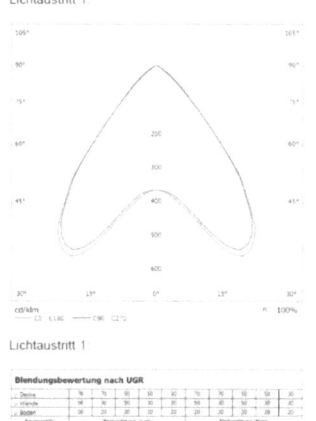

Leuchtenklassifikation nach CIE: 100
CIE Flux Code: 82 99 100 100 100

Lichtaustritt 1

Kompaktes LED-Downlight in quadratischer Bauform. Mit Activ-LED System zur Steuerung der Lichtfarbe. Einbau-Downlight für gesägte Deckenöffnungen. Einbau in gegossene Betondecken mittels Zubehör. Werkzeugloser Deckeneinbau durch Schnellmontagefedern. Maße (L x B): 150 mm x 150 mm. Leuchtenhöhe 100 mm. Deckenausschnitt 140 mm x 140 mm. Aluminiumreflektor hochglänzend eloxiert. Mit symmetrisch eng strahlender Lichtstärkeverteilung. 1 Hochleistungs-LED-Modul. Leuchtenlichtstrom in Abhängigkeit des Betriebsmodus bis 1000 lm. Anschlussleistung im Circadian-Betriebsmodus 17 W. Anschlussleistung im Maximal-Modus 30 W. Lichtfarbe mittels separatem Steuerbaustein einstellbar 2700 K - 5700 K. Farbwiedergabeindex Ra = 80. Spezifische Parameter zur Angabe LED-Lebensdauer: L80 / B10. Lebensdauer 50000 Betriebsstunden. In Verbindung mit geschlossener Dekorabdeckung wird Schutzart IP54 raumseitig erreicht. Leuchten- und Kühlkörper bilden eine kompakte Einheit. Mit elektronischem Betriebsgerät, digital dimmbar (DALI). Zur Steuerung der Lichtfarben wird ein separat zu bestellender Dali-Steuerbaustein benötigt. Mit 3-poliger Anschlussklemme bis 2,5 mm² für Netzanschluss und Netzweiterleitung.

Abb. 23.1 LED-Douwnlights für Fur und Tagesraum. Die Leuchten ha ben eine symmetrisch eng strahlende Lichtstärkeverteilung. Die Lichtfarbe kann mittels einer separaten Steuerung einge- stellt werden, d. h. sie kann der circadianen Rhythmik des Patienten angepasst werden.

Lichtaustritt 1:

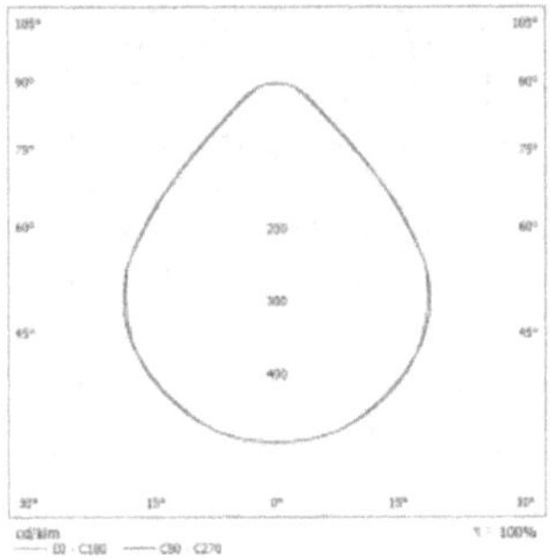
105°
105°
90°
90°
75°
75°
60°
60°
45°
45°
200
300
400
30°
15°
0°
15°
30°
cd/klm
η = 100%
C0 - C180
C90 - C270

Leuchtenklassifikation nach CIE: 99
CIE Flux Code: 65 90 97 99 100

LED- Halbeinbauleuchte mit mikroprismatischer Abdeckung. Universell einsetzbar in gesägte Einbauöffnungen und in Systemdecken mit verdeckten oder sichtbaren Tragschienen. Einbau in Systemdecken mit asymmetrischen, verdeckten Tragschienen auf Anfrage. Für den Einbau der Leuchte Belviso C2 wird ein separat zu bestellender Satz Belviso C2 ZBB Befestigungsbügel benötigt. Für Achsmaß 625 x 625 mm. Deckenausschnitt 610 x 610 mm. Mit hocheffizienter Mikroprismatik CDP. Direkt strahlend. Bildschirmgerecht gemäß EN 12464-1. Vollkommen harmonische Lichtwirkung durch gleichmäßig ausgeleuchteten Lichtaustritt. LED-Paneele bestückt mit LED der Lichtfarbe warmweiß (3000 K) und tageslichtweiß (6500 K). Ansteuerung von LED Gruppen unterschiedlicher Lichtfarbe ist getrennt ausgeführt. Leuchtenlichtstrom in Abhängigkeit des Betriebsmodus bis 8600 lm, Anschlussleistung im Circadian-Betriebsmodus 57 Watt, Anschlussleistung im Maximal-Modus 114 Watt. Lichtausbeute der Leuchte 75 lm/W. Lichtfarbe in Abhängigkeit der Ansteuerung variabel zwischen warmweiß (3000 K) und tageslichtweiß (6500 K). Farbwiedergabeindex Ra › 80, LED-Degradation L80, LED-Mortalität B10, Lebensdauer 50.000 Betriebsstunden. Leuchtenkörper Stahlblech, Farbe weiß, lösungsmittelfrei pulverlackiert. Mit umlaufender, exklusiver Lichtrahmung. Maße (B x L) 620 x 620 mm, Leuchtenhöhe 83 mm. Deckenausschnitt 610 x 610 mm. Mit zwei getrennt angesteuerten elektronischen Transformatoren, digital dimmbar (DALI). Zur Steuerung der Lichtfarben wird ein separat zu bestellender Dali-Steuerbaustein benötigt. Als passive Activ-Leuchte kompatibel zu einer Activ-Masterleuchte

Lichtaustritt 1:

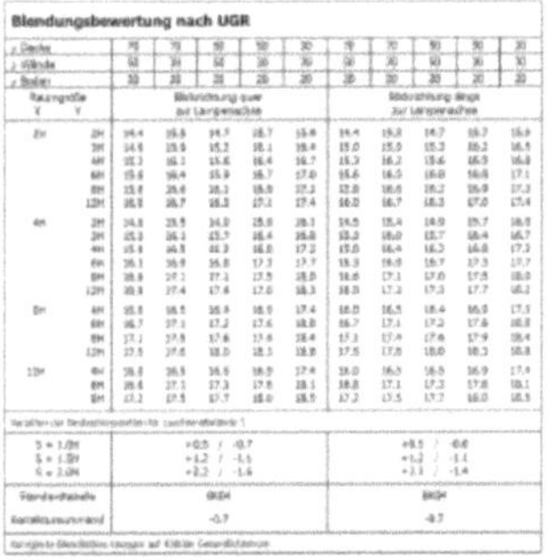
Blendungsbewertung nach UGR

Abb. 24.1 Leuchtendeckenblatt für den Flur und den Tagesraum. Das Licht ist direkt strahlend mit einer vollkommen harmonischen Lichtwirkung durch gleichmäßig ausgeleuchteten Lichtaustritt. Die Ansteuerung von LED Gruppen unterschiedlicher Lichtfarbe ist getrennt ausgeführt. Im Circadianen Betriebsmodus sind Lichtfarben von warm Weiß bis Tageslichtweiß möglich.

Lichtaustritt 1:

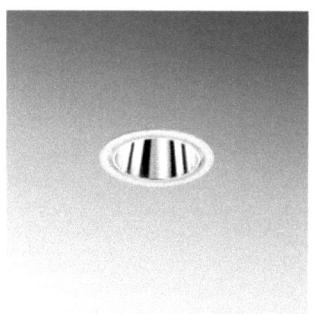

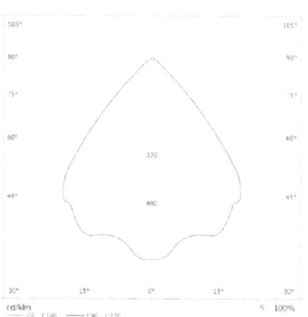

Leuchtenklassifikation nach CIE: 100
CIE Flux Code: 86 99 100 100 100

Kompaktes LED-Downlight in runder Bauform. Mit Activ-LED System zur Steuerung der Lichtfarbe. Einbau-Downlight für gesagte Deckenöffnung. Einbau in gegossene Betondecken mittels Zubehör. Werkzeugloser Deckeneinbau durch Schnellmontagefedern. Optisch und technisch abgestimmte Sanierungsplatten für Deckenöffnungen mit größeren Deckenausschnittmaßen sind als Zubehör in verschiedenen Ausführungen verfügbar Maße (L × B) Ø 150 mm, Leuchtenhöhe 103 mm. Deckenausschnitt Ø 140 mm. In Verbindung mit geschlossener Dekorabdeckung wird Schutzart IP54 raumseitig erreicht. Aluminiumreflektor hochglänzend eloxiert. Bestückt mit einem LED-Spotmodul. Leuchtenlichtstrom in Abhängigkeit des Betriebsmodus bis 900 lm. Anschlussleistung 17 W. Lichtausbeute der Leuchte 53 lm/W. Lichtfarbe mittels separatem Steuerbaustein einstellbar 2700 K - 5700 K. Farbwiedergabeindex Ra > 80. Spezifische Parameter zur Angabe LED-Lebensdauer L80 / B10. Lebensdauer 50000 Betriebsstunden. Leuchten- und Kühlkörper bilden eine kompakte Einheit. Mit elektronischem Betriebsgerät, digital dimmbar (DALI). Zur Steuerung der Lichtfarben wird ein separat zu bestellender Dali-Steuerbaustein benötigt. Mit 3-poliger Anschlussklemme bis 2.5 mm² für Netzanschluss und Netzweiterleitung.

Lichtaustritt 1:

Blendungsbewertung nach UGR

Abb. 25.1 Kompaktes LED-Downlight mit Aktiv-LED System zur Steuerung der Lichtfarbe für Flur und Tagesraum.

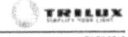
TRILUX GmbH & Co KG

Postfach 19 60
D-59763 Arnsberg

Telefon +49 (0) 29 32 . 3 01-6 41
Fax +49 (0) 29 32 . 3 01-6 68

Flur 3 +3.19+3.22+3.23+Teilbereich Flur 1.1 / Ray-Trace Vorschau 1

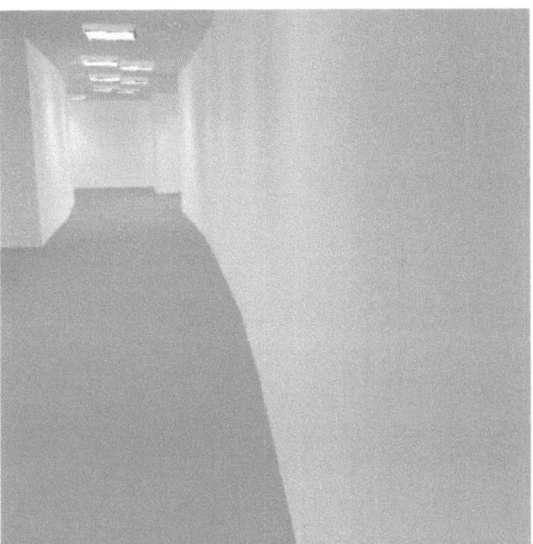

Abb. 33.1   Ray-Trace Vorschau 1 / Teilbereich Flur

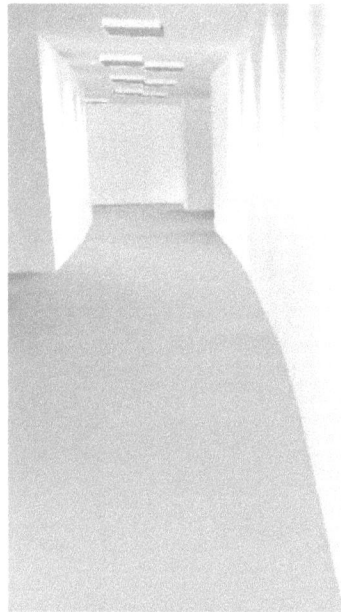

Abb. 34.1   Ray–Trace Vorschau 2 / Teilbereich Flur

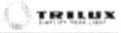
TRILUX GmbH & Co. KG

Postfach 19 60
D-59753 Arnsberg

Telefon +49 (0) 29 32 . 3 01-6 41
Fax +49 (0) 29 32 . 3 01-6 68

Flur 3 +3.19+3.22+3.23+Teilbereich Flur 1.1 / Ray-Trace Vorschau 4

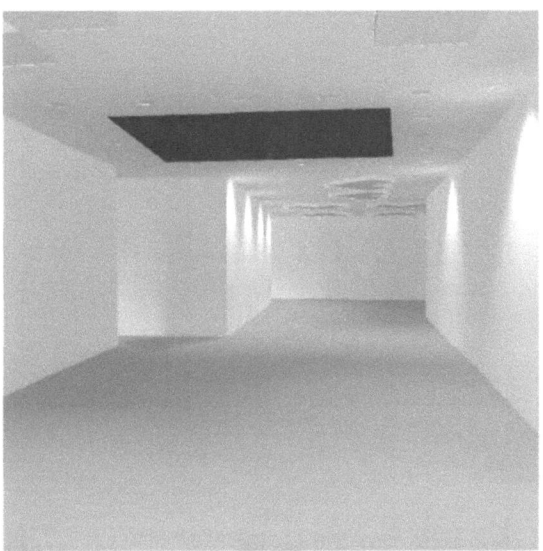

Abb. 35.1 Ray–Trace Vorschau 4 / Tagesraum, Essbereich mit Licht-schacht und anschließendem Flur (Abendbeleuchtung)

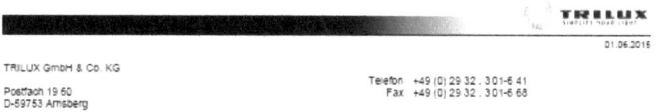

TRILUX GmbH & Co. KG

Postfach 19 60
D-59753 Arnsberg

Telefon +49 (0) 29 32 . 3 01-6 41
Fax +49 (0) 29 32 . 3 01-6 68

01.06.2015

Flur 3 +3.19+3.22+3.23+Teilbereich Flur 1.1 / Ray-Trace Vorschau 5

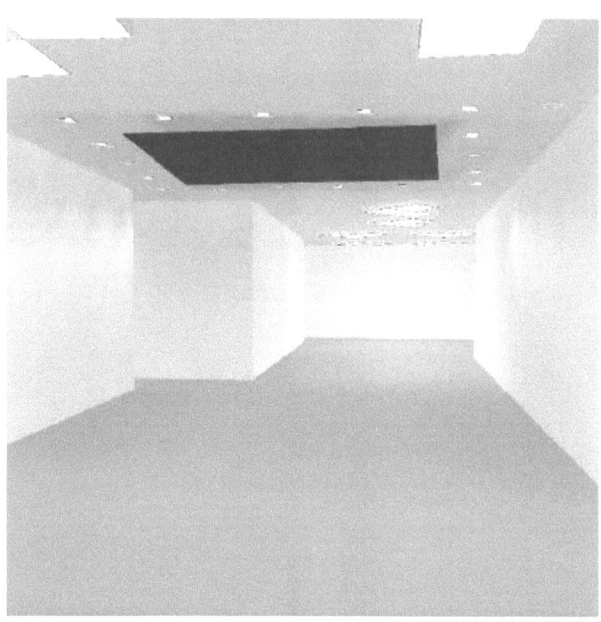

**Abb. 36.1   Ray−Trace Vorschau 4 / Tagesraum, Essbereich mit Licht-
schacht und anschließendem Flur (Tagesbeleuchtung)**

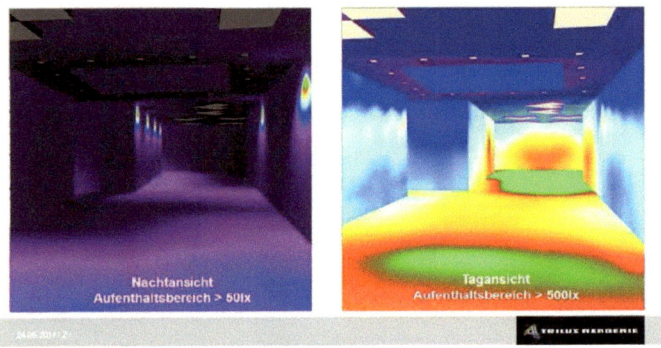

Abb. 47.1 Lichtstärken im Aufenthaltsbereich (Nacht− und Tagansicht)

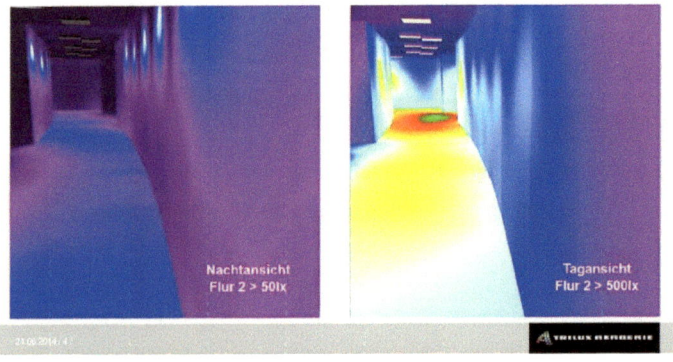

Abb. 47.1 Lichtstärken im Flur (Nacht − und Tagansicht)

BEI GRIN MACHT SICH IHR WISSEN BEZAHLT

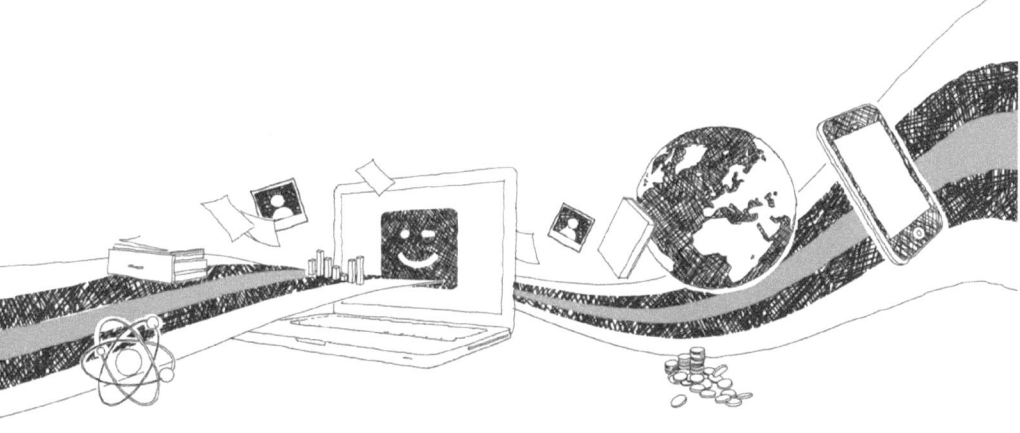

- Wir veröffentlichen Ihre Hausarbeit,
  Bachelor- und Masterarbeit

- Ihr eigenes eBook und Buch -
  weltweit in allen wichtigen Shops

- Verdienen Sie an jedem Verkauf

Jetzt bei www.GRIN.com hochladen und kostenlos publizieren

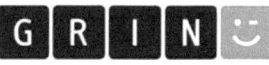